3º

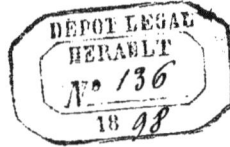
CONTRIBUTION

A L'ÉTUDE

Du Traitement Obstétrical

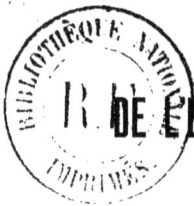

DE L'ÉCLAMPSIE PUERPÉRALE

Par le Docteur Théophile DANGER

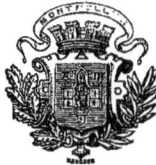

MONTPELLIER

IMPRIMERIE DE LA MANUFACTURE DE LA CHARITÉ

—

1898

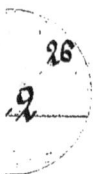

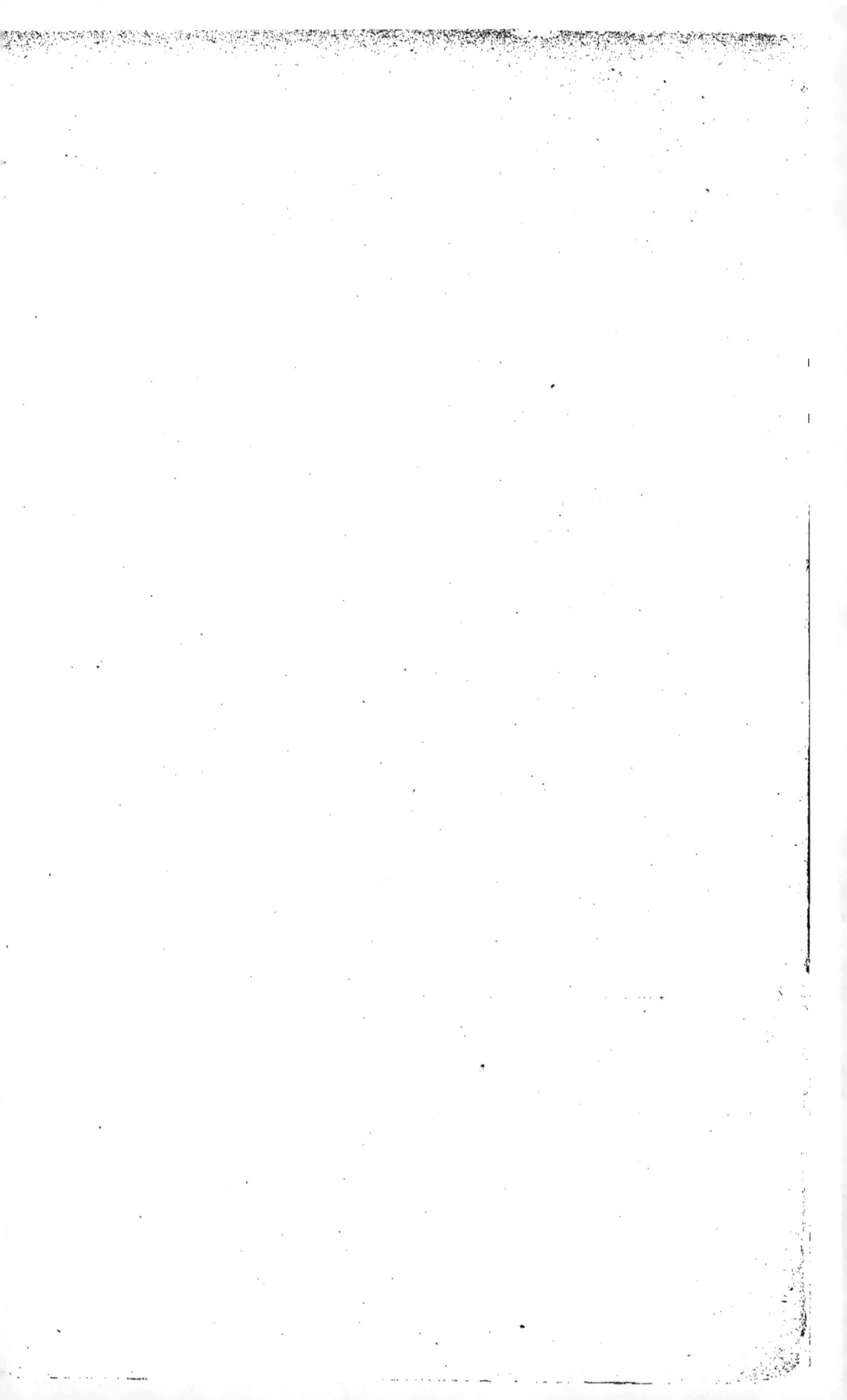

CONTRIBUTION

A L'ÉTUDE

Du Traitement Obstétrical

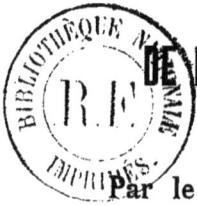

DE L'ÉCLAMPSIE PUERPÉRALE

Par le Docteur Théophile DANGER

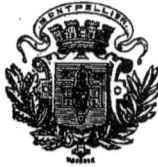

MONTPELLIER

IMPRIMERIE DE LA MANUFACTURE DE LA CHARITÉ

1898

A LA MÉMOIRE DE MA MÈRE

A MON PÈRE

TH. DANGER

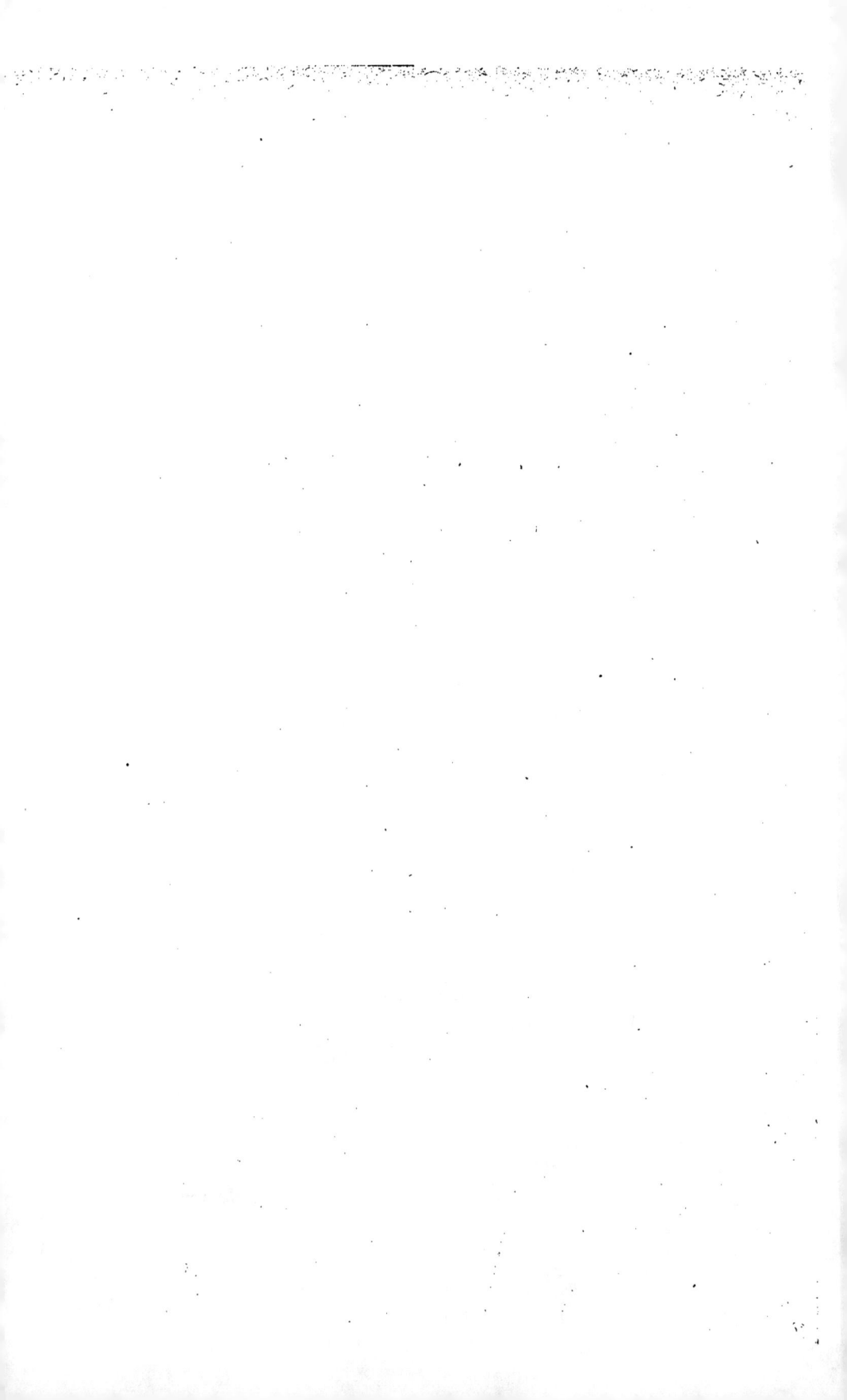

A MES PARENTS

Monsieur le Professeur GRYNFELTT

A MES AMIS

TH. DANGER

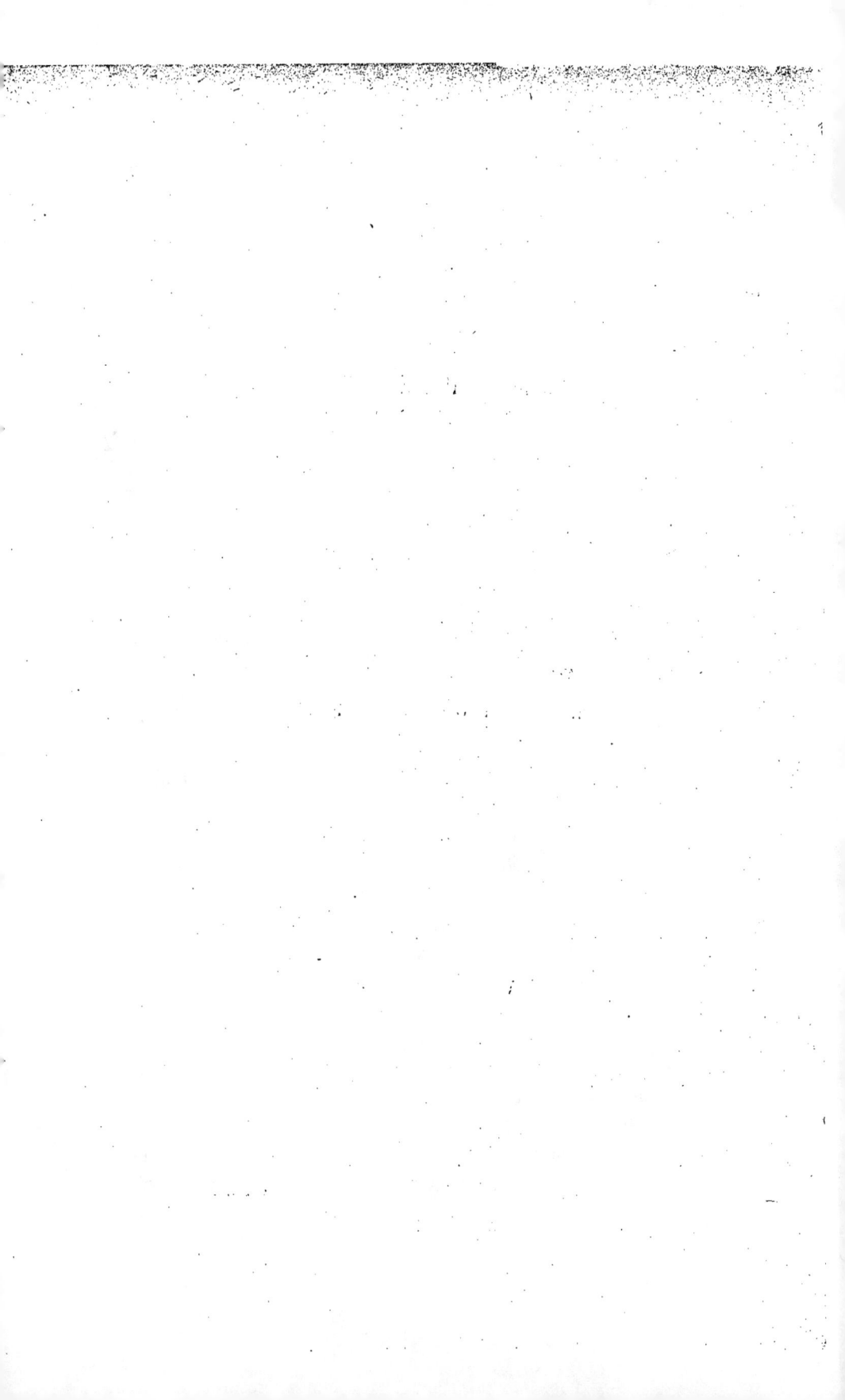

INTRODUCTION

Le traitement des crises éclamptiques d'origine puerpérale a toujours subi les évolutions de leur pathogénie : tour-à-tour les moyens employés par les accoucheurs pour combattre ces accès ont correspondu à leurs opinions étiologiques ; aussi serait-il fastidieux, croyons-nous, de vouloir énumérer ici, les nombreuses méthodes prônées et chercher à dresser des statistiques plus ou moins érronées sur leurs succès ou insuccès.

Il n'y a pas longtemps, pourtant, que l'accord semblait s'être fait sur les moyens à appliquer aux cas d'éclampsie, alors que le travail était commencé, nous voulons parler de l'intervention obstétricale rapide après anésthésie chloroformique de la parturiente. Tous les accoucheurs dilataient rapidement le col et extrayaient le fœtus ; c'est seulement après la délivrance qu'ils se servaient de petits moyens médicaux : c'était là du reste la pratique recommandée par le Professeur Tarnier.

Le Congrès obstétrical de Genève de 1895 devait remettre en honneur la saignée, longtemps abandonnée : et Tarnier lui-mêms préconisait ce procédé qu'il répudiait, pour ains dire, complètement, avant cette époque.

Les observations que nous avons recueillies personnellement, pendant notre internat à la Maternité de l'Hôpital civil de Mustapha, et celles que nous avons relevées dans le registre du même service nous permettent de penser que la saignée ne doit pas être systématique dans le traitement de l'Éclampsie puerpérale : sans vouloir être intransigeant, nous tenons à montrer qu'en présence d'une attaque d'éclampsie, avant de prendre le bistouri pour ouvrir une veine, l'accoucheur a le devoir de recourir d'abord à son art. Il doit hâter l'accouchement et délivrer la parturiente le plus rapidement possible.

Nous pensons que tous les moyens médicaux, en dehors du chloroforme et du chloral, doivent être réservés surtout aux crises de la grossesse ou survenant longtemps avant le travail ; à cette époque, l'auto-intoxication, que tous les accoucheurs admettent comme cause principale de l'éclampsie, est le grand facteur qu'il faut combattre : l'élément nerveux, le réflexe utérin auquel Mauriceau et Sydenham attribuaient en grande partie les accès ne vient qu'en second lieu : il n'en est plus de même au moment du travail et nous pensons que l'intoxication gravidique ne doit pas être négligée. La réplétion utérine mérite aussi une grande part d'attention et la meilleure preuve se trouve dans ces cas ou des crises éclamptiques éclatent alors que l'analyse des urines ne révèle aucune trace d'albumine. Nous n'entrerons pas ici en discussion sur le rôle de différents organes de l'économie dans la genèse des accès surtout quand il y a absence d'albumine : les théories explicatives sont aussi nombreuses que les méthodes de traitement et nous nous écarterions forcément de notre sujet : nous nous contenterons de rester sur le terrain thérapeutique.

Trois grands moyens dominent la thérapeutique de l'éclampsie puerpérale, au moment du travail :

La saignée.

Les anesthésiques,

et le traitement obstétrical.

Présenter les avantages, discuter les inconvénients de chacune de ces trois méthodes, voilà le but de notre travail. Nous n'avons donc pas la prétention d'émettre une idée nouvelle et de soumettre un aperçu nouveau à l'appréciation de notre **Jury** ; nous nous sommes contenté de relater fidèlement les cas où la conduite thérapeutique nous a paru répondre le mieux à notre vue pathogénique des crises éclamptiques : nous serons déjà trop heureux si notre thèse peut montrer à nos éminents professeurs, que nous avons su profiter de leurs leçons et en tirer les bénéfices qui nous serviront dans le cours de notre carrière.

C'est pourquoi, avant d'entrer en matière, avons-nous un devoir à accomplir, celui d'exprimer à tous nos maîtres de l'Ecole d'Alger et de la Faculté de Montpellier nos sentiments de reconnaissance et de leur adresser nos remerciments les plus sincères pour la bienveillance qu'il nous ont témoignée et pour leurs conseils qui ne nous ont jamais fait défaut.

C'est à mon cher beau-frère, le Docteur Marini, chef de Clinique obstétricale à l'Ecole d'Alger, que revient l'idée de ce modeste travail : nous sommes heureux de lui dédier cet ouvrage et de le remercier des nombreuses preuves d'affection qu'il nous a toujours montrées.

Je ne saurais oublier MM. les Professeurs Rey et Merz de l'Ecole d'Alger, nos maîtres pendant notre Internat à qui nous adressons nos hommages respectueux.

Que M. le Professeur Grynfellt veuille bien agréer l'expression de notre vive et respectueuse gratitude pour l'honneur qu'il nous a fait en acceptant la présidence de notre thèse.

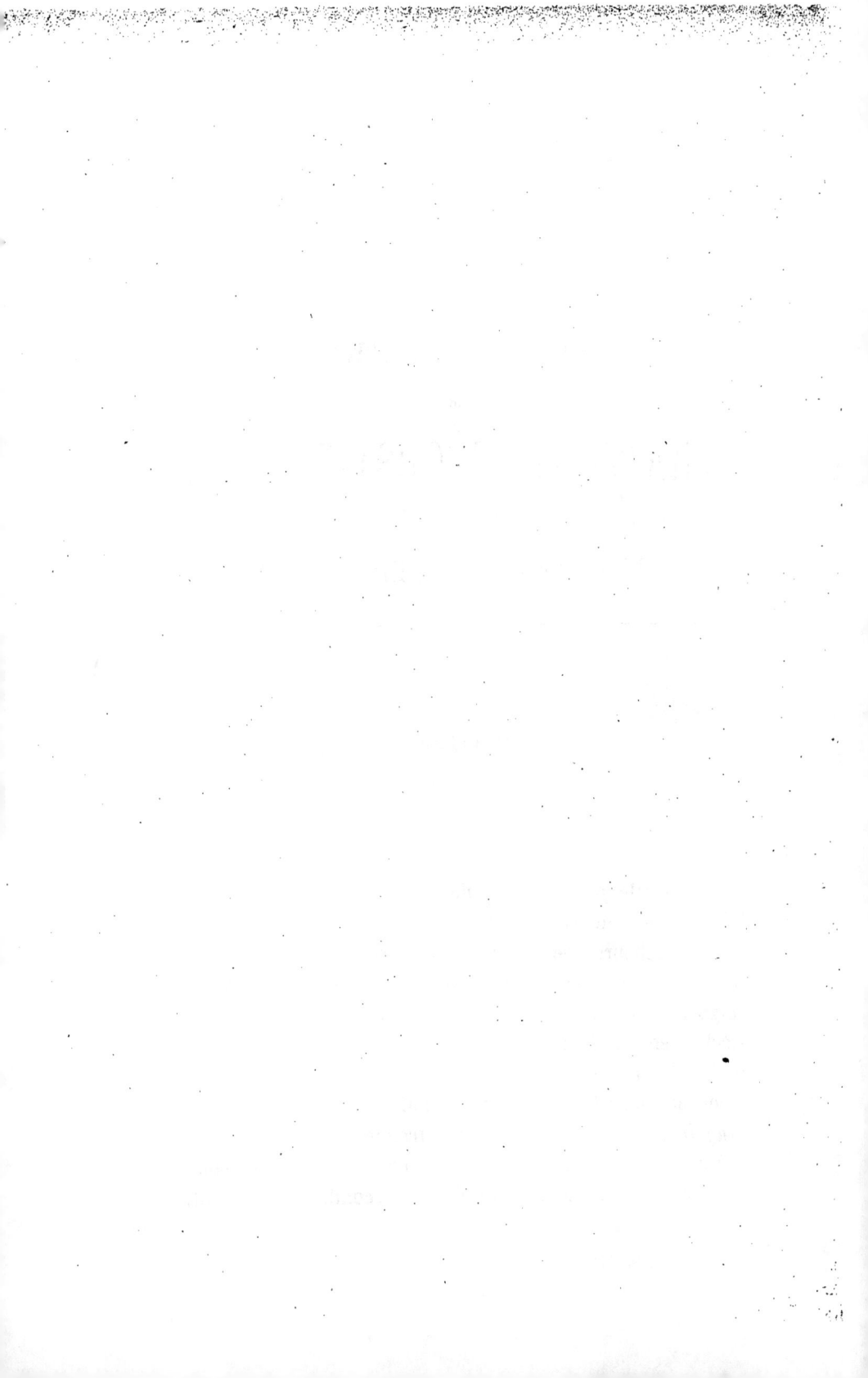

CONTRIBUTION A L'ÉTUDE

DU

TRAITEMENT OBSTÉTRICAL

DE

L'ÉCLAMPSIE PUERPÉRALE

CHAPITRE I

De la Saignée.

Hippocrate pratiquait déjà la saignée dans le traitement de l'Eclampsie : au xviii° siècle, qui est celui de la phlebotomie, les accoucheurs usent et abusent de ce moyen, et sous l'influence de Mauriceau qui en est un partisan convaincu, la saignée est continuée sans discussion pendant tout le xviii° siècle ; elle devient systématique pendant toute la première moitié du xix° siècle, sous le règne des doctrines de Broussais et les médecins croient, comme Botal, que « *plus on tire du sang du corps humain, plus il s'en trouve* ».

Un pareil engouement devait engendrer une réaction ; effectivement, elle se produit dans la seconde moitié de notre siècle et la saignée subit alors de telles attaques qu'elle est comme bannie de la thérapeutique en général et complètement abandonnée dans l'Eclampsie en particulier.

Dès lors il y a scission entre les médecins qui se divisent en deux camps nettement tranchés, les uns continuent les traditions de Broussais, les autres tournant en dérision ce moyen classique.

Où sont les torts et où est la raison ?

Les adversaires de la saignée s'appuient sur les objections suivantes :

1° La saignée est inutile, puisque, bien souvent, elle n'empêche pas le dénouement fatal : et les observations VII et IX semblent faire la preuve de cet argument, d'autant plus qu'elles n'ont pas été choisies pour le besoin de la cause et qu'elles ont été recueillies fidèlement parmi tous les cas constatés à la Maternité d'Alger depuis l'année 1891.

2° La délivrance est ordinairement accompagnée d'une hémorragie plus ou moins abondante : c'est là une saignée naturelle et il arrive souvent que les crises continuent.

3° Quelle quantité de sang doit-on extraire ?

Si l'on consulte la thèse d'agrégation de Charpentier, on voit que cet accoucheur a tiré une conclusion nette des statistiques des résultats de la saignée.

C'est la supériorité des saignées modérées sur les saignées abondantes et répétées. Or comment concilier cette opinion avec l'idée de quelques accoucheurs qui conseillent des saignées de 1200 et même 1500 grammes ; et, si l'on admet cette dernière manière de voir, basée spécialement sur l'intention de retirer du sang le plus de toxines possible, peut-on espérer ne pas laisser, dans le sang qui reste, assez de matériaux nuisibles pour engendrer de nouvelles crises ? De ce que, dans l'urémie véritable, une saignée abondante a entraîné quelquefois la disparition du coma, accompagné d'œdème et congestion pul-

'monaire, a-t-on le droit de conclure que pareil résultat sera obtenu dans l'Eclampsie ? N'y a-t-il pas, dans l'urémie obstétricale, un élément important absent dans l'urémie brightique, nous voulons dire le contenu de l'utérus, dont les parois sont excessivement irritables, de par l'état même de sa fibre musculaire malade, irritabilité qui réagit sur le système nerveux central et vient s'ajouter aux effets de la congestion des méninges que l'on retrouve dans toutes les autopsies de femmes mortes en Eclampsie ?

Et, ensuite, un accoucheur, par principe de pathogénie, osera-t-il saigner une jeune parturiente, déjà affaiblie par son insuffisance rénale et hépatique, dont les contractions utérines vont augmenter l'irritabilité nerveuse, alors qu'il sait que les accès éclamptiques sont, la plupart du temps, suivis d'hémorragies quelquefois assez abondantes, difficiles à arrêter, la fibre musculaire malade se contractant mal et ne venant pas, comme le dit si bien le professeur Pinard, jouer le rôle de « *ligature vivante* » ?

Les partisans de la saignée nous répondront :

Votre premier argument, tiré de ce que le moyen n'empêche pas le dénouement fatal, est mauvais ; de ce que le sulfate de quinine ne guérit pas tous les accès de fièvre pernicieuse, le mercure ne fait pas disparaître tout accident syphilitique, s'en suit-il que la quinine soit un mauvais agent thérapeutique à opposer au poison malariaque, et de même le mercure à la syphilis ? A notre tour, nous dirons : dans ces deux intoxications, la thérapeutique est limitée à ces deux médicaments qui sont même appelés spécifiques, tandis que, dans l'Eclampsie puerpérale, d'autres moyens sont à la disposition des accoucheurs qui ne doivent pas s'arrêter à la saignée pour obéir à une idée de pathogénie, quitte à voir mourir une parturiente avec le fœtus dans l'utérus. La saignée ne doit être qu'un adjuvant dans le traitement et ne doit pas être un moyen.

Le deuxième argument, invoqué par les adversaires de la saignée est plus facilement refutable : en effet, pour les cas où la maladie reste stationnaire ou s'aggrave après la délivrance, on est en droit de répondre que ni la saignée, ni la déplétion utérine ne sont des moyens infaillibles et que les meilleurs modes d'intervention ont toujours à leur passif un certain nombre d'insuccès.

La question de la quantité de sang à extraire devient insignifiante aujourd'hui, affirment les partisans de la saignée, puisque les injections de sérum artificiel permettent de combattre les hémorragies les plus graves. Oui, mais dans les hémorragies de sang pur, si nous pouvons nous exprimer ainsi, dans ces pertes de sang consécutives soit à une insertion vicieuse du placenta, soit à une inertie utérine, ou bien encore aux grandes opérations chirurgicales. Et encore la question n'est pas bien tranchée : dans les dernières réunions de la Société de Chirurgie de Paris, les chirurgiens n'étaient pas tous d'accord sur les résultats d'injections de sérum artificiel après de laborieuses opérations : néanmoins, nous admettons, pour en avoir vu les effets à maintes reprises, les grands avantages de ces injections, mais, elles avaient été pratiquées sur de grands blessés, sains avant l'accident : ces injections ont-elles la même valeur sur des personnes intoxiquées et, si elles remplacent la masse du sang perdu, détruisent-elles les matières nuisibles qui restent dans le sang non extrait ? Non, et, à notre avis, ce n'est pas une raison suffisante, pour admettre en principe la saignée dans l'Eclampsie, que d'avoir à sa disposition l'injection sous-cutanée et même intra-veineuse de sérum artificiel : nous ne voulons pas dire par là qu'il faille proscrire les injections. Telle n'est pas notre pensée ; au contraire, aujourd'hui, toute saignée, quelqu'en soit le but thérapeutique, doit être suivie de l'injection de sérum en quantité sinon supérieure, du moins égale à celle du sang extrait.

Nous aurions pu établir le pourcentage des succès et des insuccès dûs à la saignée et en tirer des arguments : mais on se rend facilement compte de la faible valeur des statistiques. Souvent certains insuccès sont dûs à la gravité même du mal, et aussi bien les succès tiennent-ils à la combinaison des divers moyens employés dans le traitement. Dans une question aussi complexe, quelques exemples cliniques bien observés sont plus probants qu'un certain nombre de chiffres accumulés ; c'est du reste, ici, par ce côté, que nos observations nous ont paru dignes d'être rapportées.

Enfin, si nous avons insisté sur les inconvénients de ce moyen thérapeutique, il nous semble rationnel de conclure à son utilité dans certains cas ; d'abord si l'albuminerie, constatée un ou deux mois avant le terme, n'a pas cédé au traitement prophylactique et au régime lacté, c'est là l'indice d'une intoxication profonde et un dénouement fatal est à craindre, même avec l'emploi de tous les moyens ; ensuite la saignée peut être suivie d'un heureux résultat, s'il s'agit d'une parturiente forte, plethorique, infiltrée, présentant des troubles circulatoires tels que varices énormes, hémorroïdes confluentes et des désordres, (vomissements, crampes, etc.)

Mieux vaudra alors recourir aux saignées modérées (500 gr. environ) et n'arriver aux saignées abondantes et répétées (1000 à 1500 gr.) que dans des cas exceptionnels, où l'intensité des accidents ne permet l'espoir qu'à condition d'employer les moyens les plus énergiques et pour ainsi dire désespérés.

Il faudra se rappeler que l'opération n'est pas toujours très facile et que, souvent, on sera obligé de rechercher une veine d'un certain calibre, telle que la saphène externe, la jugulaire externe, etc., l'infiltration énorme du bras ne permettant pas de trouver les veines de ces membres.

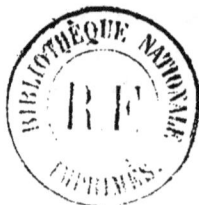

CHAPITRE II

Des anesthésiques

C'est en 1847, que Simpson employa le premier en obstétrique le chloroforme : mais c'est à M. Richet que revient l'honneur de l'avoir essayé pour la première fois dans le traitement de l'Eclampsie ; l'observation a été publiée par le Dr Tucoulat dans sa thèse inaugurale. Plus tard, en 1869, Bouchut indiqua le chloral comme pouvant rendre des services dans ce traitement qui fut, du reste, employé peu après et simultanément par M. Serre de Bapaume et M. Saint-Germain à l'hôpital Cochin.

Quant à l'éther, à peine le Dr Charpentier a-t-il pu réussir quinze cas, dans sa thèse d'agrégation, où ce médicament ait été administré. Il en résulte que seuls, le chloral et le chloroforme sont les deux anesthésiques auxquels tous les accoucheurs ont recours pour insensibiliser une éclamptique.

A ce sujet, l'accord est complet ; il n'y a aucune divergence et l'emploi de ces deux médicaments a été l'objet de mémoires importants. Le Dr Auvard (1), dans sa monographie intitulée : « Traitement de l'Eclampsie puerpérale », cite les mémoires

(1) Auvard. *Traitement de l'Eclampsie puerpérale*. Paris, 1889.

de Chouppe, Bellmunt, Tucoulat, Testut, Froger, Chambart.

Le chloroforme, employé presque toujours en inhalations, rarement en potion à l'intérieur, quand il est donné à dose suffisante pendant l'éclampsie, a pour effet presque constant d'éloigner l'apparition des accès convulsifs et de diminuer leur intensité.

Le chloral a été donné tantôt par la voie hypodermique (Testut 2), tantôt en injections intraveineuses (Bellmunt 3), mais le plus souvent par la voie rectale : l'administration d'un lavement est en effet, plus facile quand la malade est dans le coma. Il ne faut pas craindre de prescrire des doses élevées, telles que 8, 10, 12 grammes et même plus pendant les vingt-quatre heures, d'autant plus que le chloral peut être continué quelques jours après l'accouchement, si l'état nerveux ne paraît pas s'améliorer.

Comme le chloroforme, le chloral éloigne les accès, diminue leur intensité: mais il n'a pas l'avantage de mettre la malade en résolution complète ; aussi au moment du travail, le chloroforme doit-il être employé seul ; le chloral est exclusivement réservé aux traitements des crises survenant quelques jours avant l'apparition des premiers symptômes de l'accouchement.

En somme, le véritable but des anesthésiques est de conjurer les accès, d'éviter aux malades ces terribles secousses qui les épuisent, pendant lesquelles la circulation est entravée, entraînant des hémorragies cérébrales ou autres dont le résultat sur la respiration se traduit quelquefois par la mort.

C'est d'ailleurs, pour éviter ces complications, que l'anesthésique doit simplement servir à insensibiliser la malade pour permettre à l'accoucheur d'avoir recours au véritable traitement, c'est-à-dire au traitement obstétrical.

(2) Thèse de Paris, 1879.
(3) Centralblatt f. Gynëk, 1878.

Nous avons omis à dessein de rechercher à quelle influence sont dûs les heureux résultats que la plupart des auteurs s'accordent à reconnaître à la méthode des calmants ; c'est là une question de pathogénie. Il nous a suffi de signaler, sans y rien ajouter, la valeur du chloroforme en pareille occasion, d'autant plus que ce médicament a été employé dans tous les cas dont nous avons relaté l'observation.

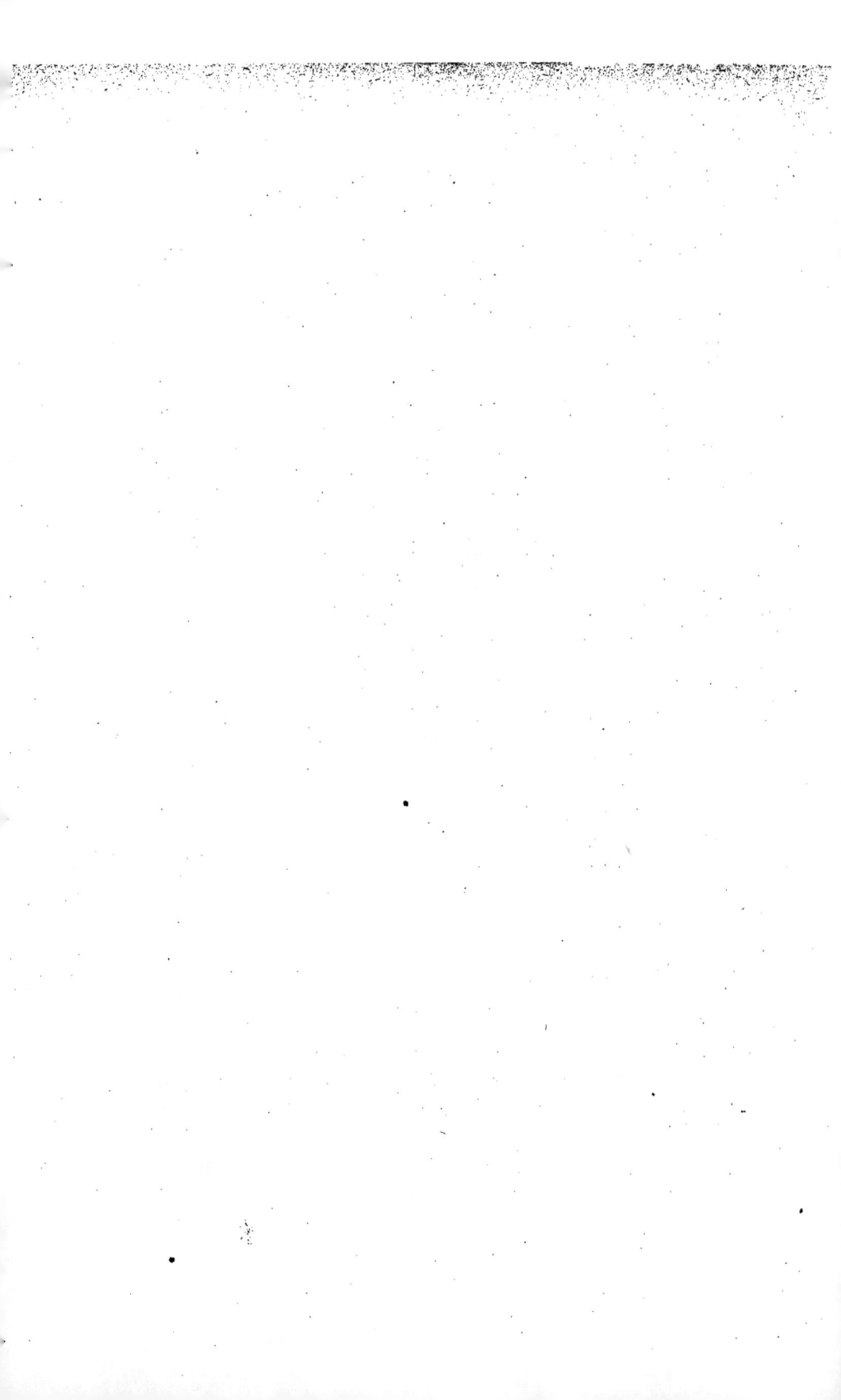

CHAPITRE III

Traitement obstétrical

Le principe de cette méthode est unique : c'est de vider l'utérus. Cette évacuation peut être ou partielle ou totale ; elle a, sur toutes les autres méthodes, ce grand avantage de chercher à sauvegarder la vie de l'enfant. La saignée, les anesthésiques sont des moyens qui s'adressent surtout à la mère, et, en parcourant les observations de leurs partisans on trouve souvent, à côté de l'intégrité maternelle, la mort du fœtus. Or, comme le grand rôle de l'accoucheur, muni des armes que lui donne l'antisepsie, est de sauver mère et enfant, nous pensons que le traitement obstétrical ou pour mieux dire, les opérations qui ont pour but d'extraire le fœtus vivant, doivent l'emporter sur tous les autres moyens,

Ces opérations, destinées à sauver la mère et l'enfant, sont :

1° La rupture prématurée artificielle de la poche des eaux ;

2° L'accouchement activé ;

3° L'accouchement forcé.

A la rigueur, l'accouchement provoqué entre dans le cadre de ce sujet ; mais l'idée de provocation, indique qu'il n'y a pas encore commencement de travail, et, à ce titre, ce moyen mérite une discussion spéciale. Il est certain que tous les accoucheurs n'admettent pas le droit de recourir à l'accouchement provoqué, à moins de circonstances spéciales tirées soit de l'état lamentable de la mère, alors que les crises se succèdent sans interruption, malgré le chloral, le chloroforme et même une saignée abondante, soit de l'état du fœtus dont la vie est fort compromise par le ralentissement ou quelquefois l'absence de la circulation placentaire. Nous ne pensons pas qu'il faille provoquer un accouchement pour amener la fin de crises qui viennent de débuter : autant nous sommes partisans de l'intervention pendant le travail, autant nous répudions toute manœuvre sur l'utérus avant le travail si l'accoucheur n'a pas la main forcée par des complications redoutables.

Cette abstention est d'ailleurs conseillée par la plupart des accoucheurs français.

On possède aujourd'hui dans le régime lacté une arme préventive puissante ; on calme le plus souvent avec les anesthésiques les éclampsies de moyenne gravité : les éclampsies graves entraînent presque fatalement l'accouchement et souvent la mort ; pour ces diverses raisons, il est donc préférable de s'abstenir de l'accouchement provoqué.

C'est d'ailleurs cette manière de voir qui nous fait rejeter la rupture prématurée artificielle de la poche des eaux, prélude de l'accouchement provoqué ; et, en admettant même un commencement de travail, il faut songer aux inconvénients d'une rupture prématurée au point de vue de la marche de l'accouchement et de la vie de l'enfant : tout au plus tirerait-on quelques avantages de cette méthode dans le cas d'hydramnios et alors, l'écoulement du liquide amniotique pourrait-il agir heureusement sur l'éclampsie ? Du reste, les observations sont rares à ce sujet et il serait difficile d'en déduire une instruction.

L'accouchement activé est notre méthode de prédilection : il implique un commencement de dilatation du col, et, chaque fois que les orifices externe et interne du col permettent l'intro-

duction d'un doigt, il faut hâter la dilatation ; dans les obser-
vntions I, II, III, qui nous sont personnelles, nous avons vu
opérer de la sorte et l'accouchement a été terminé par une
application de forceps dès que la dilatation a été suffisante. On
est encore plus autorisé à intervenir rapidement au moment
de la période d'expulsion : le forceps sera appliqué dès le
début de cette période.

Pendant la période de dilatation, on peut activer l'accouchement de deux façons différentes : soit en activant la contraction
utérine, soit en dilatant mécaniquement l'orifice de l'utérus ;
nous n'avons pas ici à décrire les nombreux moyens propres à
accélérer les contractions utérines ou à dilater le col ; aujourd'hui
on emploie surtout le ballon de Champetier de Ribes qui, s'il a
l'inconvénient de refouler quelquefois le sommet en présentation, a de grands avantages : dilater le col, provoquer des douleurs et en même temps préparer le vagin et le périnée à l'am-
plification nécessaire à l'opération, — forceps ou version, —
qui terminera l'intervention.

Quelques auteurs, concluant de l'irritation du col à l'irritation des centres nerveux ont pensé que la présence d'instruments dilatateurs dans le col pouvaient augmenter l'intensité
des accès. Il y a certainement une grande part de vérité dans
cette appréciation, mais il est fort possible aussi que l'intensité
des crises soit dûe à l'énergie même des contractions utérines
et non à l'action du dilatateur : d'autre part, l'essentiel est de
hâter le moment de la délivrance et par suite, il ne faut pas
s'arrêter à cette question d'intensité, car, plus le travail sera
rapide, plutôt les crises cesseront.

Du reste, si cette intensité inspire des craintes sur la vie de
la mère et sur celle du fœtus, il nous reste l'accouchement
forcé, fortement préconisé déjà au xviie siècle par les accoucheurs, et en particulier, Guillemeau et Mauriceau.

Il diffère de l'accouchement activé en ce sens qu'il est pratiqué avant une dilatation suffisante, condition *sine qua non* de toute intervention obstétricale ; c'est en somme, l'extraction manuelle ou instrumentale du fœtus avant la dilatation complète de l'orifice utérin.

Ce mode d'intervention comprend donc deux temps : un premier temps ou dilatation de l'orifice utérin, un deuxième temps, l'extraction du fœtus.

La dilatation du col peut être faite à l'aide de la main ou bien d'un instrument dilatateur rapide aidé quelquefois d'incisions du col au bistouri. Le procédé digital et manuel est le plus ancien : c'est aussi le meilleur quand il est possible, car il agit d'une façon plus uniforme sur l'orifice. Cette dilatation peut être douce, ou bien requérir une certaine force, lorsque les circonstances l'exigent.

Si la main ne réussit pas, on se sert d'un instrument dilatateur : la dilatation par le ballon de caoutchouc est trop lente pour faire partie de l'accouchement forcé ; mieux vaut recourir aux dilatateurs métalliques. Actuellement, c'est le dilatateur à trois branches de Tarnier qui est le plus employé : du reste, son application est assez facile, son seul inconvénient est de ne pas dilater d'une façon uniforme ; les parties du col utérin situées entre les branches se trouvent fortement tiraillées, elles s'amincissent et se déchirent assez facilement. Il est certain que ce n'est pas là une méthode a employer d'emblée : il faut la réserver aux cas très graves, le dilatateur de Tarnier, comme, du reste tous les dilatateurs métalliques, sont des instruments un peu barbares auxquels il ne faut avoir recours qu'à la dernière extrémité.

Il en est de même des incisions du col au bistouri qu'un accoucheur ne devra pratiquer que sur des cols rigides, imperméables à tout instrument, même de fin calibre : quand, après l'application d'un dilatateur pour hâter un accouchement, le col résistera au point de se rompre, on sera autorisé à l'inciser pour éviter ces déchirures irrégulières, allongées, dont la guérison est toujours soumise à des opérations ultérieures gynécologiques. Il est d'ailleurs inutile d'ouvrir de nouvelles portes d'entrée à l'infection, à laquelle sont déjà si sujettes les femmes atteintes d'éclampsie puerpérale.

L'extraction de l'enfant peut être opérée avec la main, les forceps, ou exceptionnellement, un instrument d'Embryotomie : cette extraction est soumise aux règles ordinaires : une version par manœuvres internes corrigera une présentation de l'épaule : la Grande Extraction du siège permettra d'extraire rapidement un fœtus se présentant en position sacrée : le forceps est toujours réservé aux présentations du sommet, à moins d'avoir à faire à un bassin rétréci, auquel cas on aura le choix entre les diverses opérations obstétricales proposées à cet effet.

On a pratiqué l'opération césarienne, soit après la mort, soit pendant l'agonie pour sauver l'enfant : il n'y a que trois observations dans la littérature médicale relatives à l'hystérectomie : une de Stumpf (1), pendant l'agonie sans résultats ; une de Molinier (2), après la mort avec conservation de l'enfant, une dernière de Bailly (3), avec un enfant mort.

Ces cas sont donc excessivement rares ; il est bon d'y songer car, en toute cause de mort de la mère, quelque faible que soit l'espoir de sauver la vie de l'enfant, l'accoucheur doit se rappeler que l'on peut extraire le fœtus, soit par les voies naturelles, soit par l'opération césarienne.

Nous n'établirons pas ici de parallèle entre les deux méthodes, néanmoins, pendant l'agonie, mieux vaut recourir à l'accouchement forcé que d'assumer la responsabilité d'une

(1) Centralblatt fur Gynœk. 1886.
(2) Gazette des Hôpitaux, 1871.
(3) Gazette des Hôpitaux, 1874.

ouverture de l'uterus, d'autant plus que, comme dans l'observation IV, la parturiente, opérée alors qu'elle n'avait plus de
pouls, est revenue à la vie.

Nous ne parlerons pas des soins à donner à une éclampli-
que après la délivrance ; ce sera une médication symptomati-
que laissée à l'intelligence du médecin qui se comportera
comme devant une auto-intoxication quelconque et variera son
traitement suivant les circonstances. Une antisepsie locale est
de rigueur et sera continuée jusqu'à la fin de la période puerpérale.

CONCLUSIONS

1° Trois grands moyens résument la thérapeutique des crises éclamptiques d'origine puerpérale : la saignée, les anesthésiques et la déplétion utérine.

2° : a saignée, longtemps en honneur, abandonnée pendant la première moitié du XIXe siècle, est revenue à l'ordre du jour, depuis le dernier congrès d'Obstétrique tenu à Genève en 1895. — Nous ne pensons pas qu'elle soit applicable à tous les cas, malgré les injections de sérum artificiel destinées à remplacer la quantité de sang extrait ; à part les cas où l'on se trouve en présence d'une parturiente pléthorique, infiltrée, en coma profond, la saignée ne doit pas être pratiquée d'emblée : elle peut mettre l'accouchée dans un état d'infériorité constitutionnelle qui serait nuisible au traitement à instituer, si la déplétion sanguine ne s'offrait pas au retour de nouvelles crises.

3° L'anesthésie doit, au contraire, avoir la sympathie du thérapeute : d'une façon générale, on peut dire que l'anesthésie doit être appliquée à toute éclampsie à moins que, par sa bénignité, elle ne nécessite aucun traitement. Elle sera obtenue à l'aide du chloral et du chloroforme ; c'est surtout le chloroforme qui sera utile, car il entraînera une résolution complète dont on profitera pour user du troisième et dernier moyen, la déplétion utérine.

4° Cette déplétion utérine, il faudra chercher à l'obtenir aussi promptement que possible, sans avoir recours aux moyens violents. On ne provoquera pas l'accouchement; on activera la dilatation par les procédés d'usage et l'on réservera l'accouchement forcé pour les cas ou un danger menaçant compromettrait l'existence de la mère et celle de l'enfant. La délivrance sera également activée dans les limites prescrites par la prudence.

5° Le traitement consécutif se résume aux indications fournies par les différentes complications inhérentes aux accès éclamptiques et la persistance de l'albuminurie.

OBSERVATIONS

OBSERVATION I (Personnelle)

*Accouchement activé — Guérison de la mère —
Enfant vivant*

28 octobre 1897. — B..., 20 ans. — Primipare, 9 mois, OIDP.
— Albuminurie, 1/15 du volume. — 1er accès à minuit à dilata-.
tion non commencée; 2e, 3e et 4e accès sans dilatation. — Administration du chloroforme à dose peu massive. — Cessation des
crises. — 5e accès à 5 heures du matin. — 6e accès à 6 heures.
— Presque pas de dilatation : mais le col se laisse franchir par
l'extrémité unguéale de l'index. — Dilatation lente, manuelle :
deux doigts, trois doigts. — 7e accès, nouvelle administration de
chloroforme jusqu'à résolution complète. — Introduction, sous
la surveillance de M. Marini, chef de clinique, du dilatateur à
trois branches de Tarnier. — La dilatation est complète à 6 heures et demi. — Application du forceps de Tarnier en OIDP. —
Mère guérie, enfant vivant. - 3.200 gr. — Légère hémorrha-
gie après la délivrance arrêtée facilement par le grattage de la
surface interne de l'utérus suivi d'injection chaude.

Régime lacté consécutif : 17 novembre, la dame B... ne pré-
sente plus de traces d'albumine.

OBSERVATION II (Personnelle)

Accouchement activé — Guérison de la mère —
Non viabilité du fœtus

C... Joséphine. — Primipare. — 20 ans. — 8 mois, OIGA. —
Entrée à l'hôpital dans un état semi-comateux, le 16 mai 1897,
à 3 heures de l'après-midi. — Quantité considérable d'albumine
dans les urines. — Crises éclamptiques intenses apparaissant
d'heure en heure. — Le chef de clinique appelé à 7 heures pratique, sous le chloroforme, la dilatation instrumentale (dilatateur
de Tarnier). — Dilatation forcée, rapide. — Application de forceps et extraction d'un fœtus dont le cœur bat, mais qu'on ne
peut ranimer. — Mère sort guérie un mois après.

Poids du fœtus mort-né. . . 1740 grammes.
Poids du placenta. . . . . 300 id.

Nota. — La mort de l'enfant doit être attribuée non pas au
traitement, mais aux nombreuses crises qui ont précédé l'accouchement forcé.

OBSERVATION III (Personnelle)

Accouchement activé — Guérison de la mère — Enfant vivant

18 septembre 1897. — B.-C... Caroline. — 22 ans. — Secondipare. — 9 mois, OIGP. — Premier accouchement en 1896,
avec des crises d'éclampsie. — Du 10 septembre au 18, pertes
hémorrhagiques assez abondantes, malgré les irrigations chau-
des. — Albuminurie, 1/10 du volume. — 18 septembre, apparition des douleurs ; à 8 heures du matin, premier accès éclamptique. — Introduction immédiate des doigts et ensuite ballon de

Champetier de Ribes. — Chloroforme. — A 2 heures, expulsion du ballon, derrière lequel arrivent des caillots. — Nouvelle anesthésie au chloroforme et application du dilatateur de Tarnier à 3 branches. — Dilatation complète 1/2 heure après. — Extraction au forceps en occipito-sacrée. — Délivrance artificielle. — Lavage intra-utérin. — Légère déchirure du périnée réparée par quatre points de suture.

Poids de l'enfant, arrivé en état de mort apparente et ranimé par les moyens ordinaires, 1 k. 800 grammes.

Poids du placenta, 450 grammes.

Femme sortie fin octobre en état de guérison.

OBSERVATION IV (M. Marini, chef de clinique, et M. Barbé, interne à l'Hôpital)

Eclampsie — Coma profond — Accouchement forcé. — Guérison

B... Marie, ménagère, 26 ans, née à Mostaganem, entre à la Maternité le 4 décembre 1893, à 6 heures du soir.

Antécédents héréditaires. — Mère actuellement vivante, multipare (grossesses et accouchements normaux), deux frères et deux sœurs en bonne santé, père mort paralytique.

Antécédents personnels. — Pas de maladies antérieures. — Réglée à 13 ans, toujours régulièrement. — Pas de fausses couches.

Primipare. — Grossesse de 8 mois.

Quelques vomissements dans les premiers mois de la grossesse.

Au mois de novembre (1893), apparition d'un œdème d'abord localisé aux jambes, bientôt généralisé à tout le corps, y compris la face.

Polyurie.

Etat actuel. — Marche des accidents. — Le 4 décembre au

matin, Marie, qui s'était couchée la veille dans son état habituel, se réveille avec un violent mal de tête et des troubles visuels. Elle veut se lever et est immédiatement prise d'une première attaque de convulsions, toniques et cloniques. A partir de ce moment, jusqu'à son arrivée à l'hôpital, elle a dans la journée quatre autres crises, et reste sans soins dans un coma qui devient permament.

C'est dans cet état qu'elle entre à l'hôpital à 6 heures du soir, la face vultueuse, grossie par l'œdème, la langue déchirée, rejetant le sang par la bouche. Vu son aspect pléthorique, on pratiqué une saignée de 400 gr. environ aux deux bras, et on applique des ventouses scarifiées aux apophyses mastoïdes.

Premier lavement de chloral (4 grammes) suivi immédiatement d'un second, le premier n'ayant pas été gardé. Inhalations de chloroforme.

Le palper permet de diagnostiquer une position gauche antérieure du sommet, tête engagée. — Pas trace de travail. — Col ramolli, non effacé, — orifice interne admettant à peine le doigt, dilatable. — Bruits du cœur fœtal imperceptibles, pas de mouvements actifs.

Le catéthérisme, pratiqué à 6 h. 30, donne issue à une centaine de grammes seulement, d'une urine boueuse, dans laquelle l'analyse décèle une quantité d'albumine équivalent à 26/1000 gr.

La malade a trois nouvelles crises (convulsions toniques et cloniques), à 7 h. 30, à 8 h. 25 et à 9 h. du soir.

Température, 36· — Pouls, 120.

Vu l'état du col, l'intervention est jugée impraticable. La malade reste dans le coma, en hypothermie, toute la nuit. On lui administre 12 gr. de chloral en lavements et 100 gr. de chloroforme en inhalations. Plus de crises.

Le lendemain 5 décembre, la malade est toujours dans le coma, pas de travail, anurie absolue.

A 9 heures du matin la mort du fœtus étant évidente, on décide de tenter son expulsion comme pouvant seule mettre un terme au coma dans lequel la malade menace de s'éteindre.

Faute de dilatation naturelle, l'orifice externe du col se laissant entr'ouvrir, on introduit le dilatateur métallique à trois branches de Tarnier. — Rupture artificielle de la poche des eaux. On tente l'application du forceps de Tarnier, dans l'excavation, en position oblique gauche. Mais le col ne peut être maintenu dilaté, l'introduction de la seconde branche est impossible. Après deux tentatives infructueuses, on renonce à l'application.

Entre 11 heures et 1 heure du soir, 2 injections de caféine et d'éther. Persistance du coma. Plus de crises. T. 35°5.

A 1 heure du soir, nouvelle introduction du dilatateur de Tarnier. Chloroforme. Incisions du col au bistouri boutonné ; application du forceps. Incisions latérales à la vulve pour prévenir les déchirures étendues qui menacent le périnée. Le forceps amène un enfant mort, à épiderme macéré, pesant 2 k. 950. Délivrance artificielle par tractions et expression. Placenta complet. Poids du délivre : 350 gr.

Pas d'inertie utérine, ni d'hémorragie post-partum.

Suture des incisions vulvaires ; injection intra utérine de sulfate de cuivre (8/1000) , injections hypodermiques de caféine et d'éther.

A 3 heures, T. 37°4.

Dans la soirée, le coma se dissipe, et la malade, quoique somnolente et stupéfiée, recouvre peu à peu l'usage de ses sens.

A 7 heures du soir, T. 37°6.

6 décembre. — T. à 8 h. du matin : 36°.

A 5 h. du soir : 38°.

P. = 90.

La malade commence à boire du lait. Injections vaginales de sulfate de cuivre (sol. à 8/1000). L'œdème généralisé n'a pas diminué ; des escharres se forment déjà avec une très grande rapidité, aux points où l'on a pratiqué des injections hypodermiques.

7 décembre. — T. oscille entre 37° et 38°.

P. = 85.

Albumine : 2 gr. 50. Urines normalement abondantes.

Régime lacté exclusif ; injections vaginales ; pansement des escharres à la poudre de quinquina et de charbon. Troubles visuels : la malade voit les objets teintés de jaune.

8, 9, 10 décembre. — T. oscille entre 36°5 et 38. — Même traitement.

11 décembre. — Albumine : 8 gr.

12, 13, 14 décembre. — Même température que les jours précédents.

Etat général sensiblement amélioré; l'œdème disparaît.

15 décembre. — T. 39°. C'est la plus haute température atteinte, la malade ayant plutôt présenté durant toute la maladie une tendance marquée à l'hypothermie.

Albumine : 4 gr. — La malade ne voit plus jaune, mais elle accuse encore des troubles visuels.

Régime lacté exclusif, lavages vaginaux.

Les jours suivants la température se maintient à 37.

20 décembre. — Albumine : 4 gr.

25 décembre. — Albumine : 1 gr. 50. La malade commence à prendre quelques aliments solides.

30 décembre. — La malade commence à se lever ; l'examen au spéculum permet de constater la parfaite reconstitution du col, incisé lors de l'intervention. — Métrite légère, lavages et tampons de gaze iodoformée.

Les jours suivants, l'albumine a presque complètement disparu ; les escharres sont en voie de cicatrisation.

La malade a quitté l'hôpital le 20 janvier ; son urine présentait encore quelques traces d'albumine. Nous l'avons revue depuis; son état était des plus satisfaisants et elle avait repris ses travaux habituels.

OBSERVATION V

A... Mouni, 25 ans, ménagère, née à Bougie, entre à la Maternité le 9 avril 1894.

Antécédents héréditaires. — Père et mère vivant actuellement en bonne santé. La mère a eu 16 enfants à terme, dont 9 actuellement vivants ; parmi ces 9 enfants, 6 filles dont 5 mariées ont eu toutes des enfants et ont toujours accouché normalement.

Antécédents personnels. — Réglée à 16 ans, très irrégulièrement ; durée des règles : 4 jours. — Faciès chloro-anémique. Granulations et trichiasis aux deux yeux ; traces d'une canthoplastie ancienne double. Pas de maladies antérieures.

Pas de fausses couches ; mariée le 8 juillet 1893. 4 jours après ses règles, qu'elle n'a plus vues reparaitre depuis.

Quelques vomissements un mois après son mariage.

Quinze jours environ avant son entrée à l'hôpital, apparition d'œdème actuellement très considérable aux jambes, aux cuisses et sur les parois abdominales. Dyspnée par moments, polyurie très marquée avant son entrée à l'hôpital.

Examen le 10 avril. — Présentation du sommet ; position droite postérieure. Au toucher, col ramolli, non effacé, fortement rejeté en arrière ; tête engagée et fixée.

L'analyse des urines donne 15 gr./1000 d'albumine : on porte le pronostic d'éclampsie imminente ; on institue le régime lacté exclusif.

Le 10 avril au soir, la malade est prise de vomissements répétés et éprouve des troubles de la vue très marqués. Elle passe une nuit très agitée.

Le lendemain matin, 11 avril, à 8 h. 45, couchée dans son lit elle est prise subitement d'une attaque de convulsions toniques et cloniques (durée totale 1 minute 1/2).

Cette attaque coïncide avec quelques pertes sanguinolentes et un début d'effacement du col.

Inhalations de chloroforme.

Le catéthérisme permet de constater que la vessie ne contient pas une goutte d'urine.

Transportée dans le coma au cabinet d'accouchements, on constate un début de dilatation du col.

Bruits du cœur fœtal accélérés.

Dans le but de dilater les voies génitales et de rendre plus rapide l'expulsion du fœtus qui semble se préparer, on introduit dans le vagin, jusque dans le col, le ballon de Champetier de Ribes.

Le col se dilate. A 9 h. 25, rupture artificielle de la poche des eaux : liquide fortement teinté de méconium ; à 9 h. 30, la dilatation étant jugée suffisante, application du forceps de Tarnier, dans l'excavation, en position oblique droite, presque transverse.

Après 10 minutes de tractions, on amène un enfant du sexe féminin, pesant 3 k. 250 gr., légèrement cyanosé.

La respiration tardant à s'établir, quelques tractions sur la langue et quelques insufflations ne tardent pas à ranimer complètement l'enfant.

Grâce à la dilatation du plancher périnéal, par le ballon de Champetier, on n'a pas à déplorer de déchirure. La délivrance se fait 5 minutes après par traction et expression.

Pas d'inertie ni d'hémorragie. Injection intra-utérine de sublimé à 1/10,000. La femme se réveille bientôt, très étonnée de se voir délivrée. Pas d'attaques dans la journée.

Les jours suivants : T = 37° — 37°6.

P = 84.

La malade accuse encore des troubles visuels. — L'œdème se dissipe peu à peu.

Irrigations vaginales de sulfate de cuivre (8/1000). Régime lacté exclusif.

Le 15 avril. — Albumine = 2 gr. — Pas de température.

Le 20 avril. — Albumine = 2 gr.

Le 28 avril. — Albumine = 1 gr. 50.

Le 2 mai. — Albumine = 1 gr.

La malade sort le 6 mai, bien portante, allaitant son enfant.

OBSERVATION VI (Maternité d'Alger).

Accouchement activé. — Guérison de la mère. —
Enfant vivant.

A... C..., entre à la Maternité le 20 juin 1894, à 9 heures du matin. Primipare (œdème généralisé, albumine dans les urines 1/15 du volume). Cinq crises d'éclampsie au dehors. Sixième crise à 9 h. 1/2 du matin Le col est dilatable. M. Marini, chef de clinique, applique le ballon de Champetier — chloroforme.

Les crises s'arrêtent ; à 4 heures du soir, nouvelle crise.

La dilatation est assez complète pour permettre une application de forceps en OP. — Hémorragie post-partum abondante. Poids de l'enfant vivant = 2 k. 250 gr.

Poids du placenta = 490 grammes.

OBSERVATION VII (Maternité d'Alger).

Saignée d'emblée. — Accouchement forcé tardif. — Mort.

V... M..., 21 ans, secondipare, entrée à la Maternité le 29 octobre 1894. Malade depuis le 27, a eu cinq crises dans la journée et deux crises dans la voiture qui l'a transportée à l'hôpital. Œdème considérable, face bouffie, morsures de la langue. Grossesse de 9 mois, fœtus encore vivant. Chloroforme à petites doses. Lavements de chloral. Le 30, à 9 heures du matin, saignée donnant 300 grammes de sang. Douze sangsues à l'apophyse mastoïde. Le chef de service intérimaire ne juge pas l'intervention immédiate nécessaire. La journée se passe dans un état semi comateux. A 3 heures de l'après-midi, une crise réapparait et les bruits fœtaux commencent à faiblir (100 pulsations). Les internes de garde, les docteurs Barbé et Scherb, pratiquent alors la dilatation rapide avec le dilatateur de Tarnier et appliquent le forceps en O I G A. Extraction d'un enfant mort. Délivrance artificielle immédiate. A ce moment, la femme est dans un coma complet. Son pouls est fuyant et misérable et les lèvres sont cyanosées. Malgré tout le traitement institué en pareille occasion, la femme succombe.

OBSERVATION VIII (Maternité d'Alger).

Messieurs Moggi et Bonnard, internes de garde.

S... J..., 27 ans, primipare, entrée à la Maternité le 27 décembre 1897, à 8 heures du soir, en pleine attaque d'éclampsie. Depuis ce moment, jusqu'au lendemain matin à 8 heures, malgré le chloral et le chloroforme, on constate 14 crises successives. Messieurs Bonnard et Moggi appliquent le ballon de Champetier sans succès et ont recours finalement au dilatateur de Tarnier. Le col est difficilement dilatable, mais suffisamment pour diagnostiquer une présentation du tronc et pratiquer la version par manœuvres internes. La manœuvre est pénible et, par suite, l'enfant arrive en état d'asphyxie. Il est néanmoins ranimé. Hémorragie nécessitant la délivrance artificielle.

Poids de l'enfant = 2 k. 800 grammes.
Poids du placenta = 500 grammes.

Les crises disparaissent complètement et la mère sort guérie trois semaines après.

OBSERVATION IX (Maternité d'Alger).

Accouchement rapide. — Saignée. — Mort.

A... M..., 32 ans, multipare, entre à la Maternité en plein coma éclamptique. Il est impossible d'avoir des renseignements sur le nombre de crises précédentes. Fœtus mort, procidence du cordon. Chloroforme. On applique le forceps en O I D P et on extrait le fœtus. Délivrance artificielle.

Poids de l'enfant = 5 k. 200 grammes.
Poids du placenta = 900 grammes.

Pour essayer tous les moyens, on donne des lavements de chloral et on fait une saignée de 500 grammes suivie d'une injection de sérum artificiel de quantité égale. Malgré une 2me injection de sérum de 500 grammes, la malade succombe.

NOTA. — Nous ne voulons pas attribuer la mort de la femme à la saignée, mais l'observation nous prouve que dans les cas de coma profond la saignée, moins que tout autre traitement, peut contribuer à la guérison.

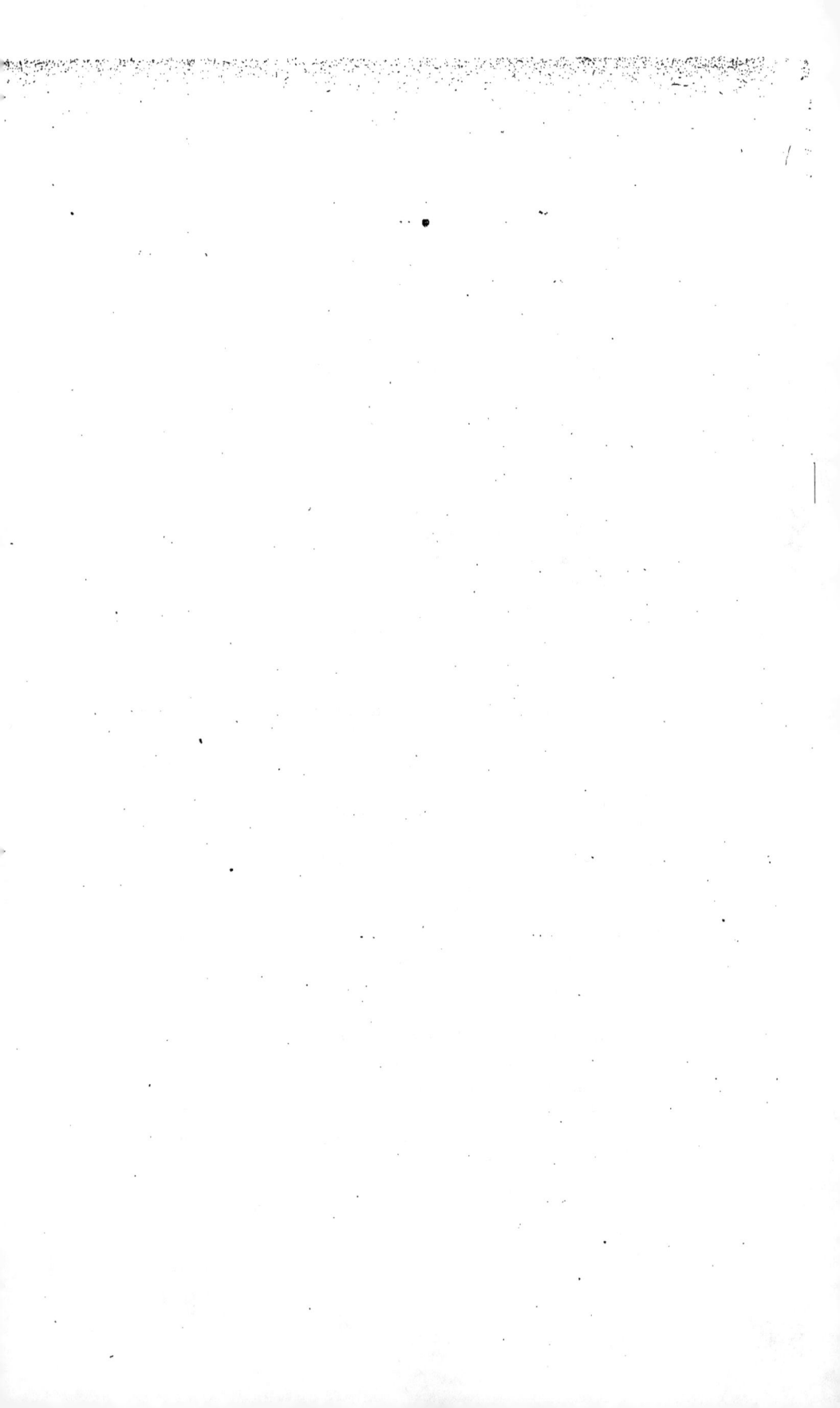

INDEX BIBLIOGRAPHIQUE

Auvárd. — Traitement de l'Eclampsie puerpérale (Paris, 1889).

Bailly. — *Gaz. hôpitaux* 1874, page 905.

Blot. — De l'anesthésie appliquée à l'art ⌐des accouchements. Thèse concours 1857.

Al. Boissard. — Traitement de l'éclampsie puerpérale. *Médecine Moderme*, nos 31 et 40. 14 et 18 mai 98, p. 306 et 311.

Charpentier. — De l'influence des divers traitements dans les accès éclamptiques. Thèse-concours 1872.

Chouppe. — Etude sur le traitement de l'Eclampsie puerpérale par le chloral hydraté. (Annal. gynéc. V. 1876).

Dechambre. — Dictionnaire des Sciences médicales. Art. Eclampsie. Tome 32, p. 187,
Dictionnaire de Médecine et de Chirurgie pratiques. Art. Eclampsie. Tome 12, p. 328.

Molinier. — Opération césarienne post-mortem avec conservation de l'enfant, pratiquée chez une femme morte d'éclampsie puerpérale. (*Gaz. hôpitaux*, 1871).

Reuss. — Du traitement de l'éclampsie puerpérale (*Journal de Thérapeutiqne*, Paris, 1881).

Ribemont-Dessaignes et Lepage. — Précis d'obstétrique, p. 676.

Roché. — Eclampsie puerpérale. Emploi du chloroforme et de l'hydrate de chloral à hautes doses. (*Union méd*. Paris, 1882).

Société obstétricale de France. — Sixième congrès. *Médecine Mod*. no 32, 20 avril 98, p. 255.

Stumpf. — Sur l'éclampsie puerpérale. (Central, f. Gynœk, 1886).

L. Testut. — De l'emploi de l'hydrate de chloral dans le traitement de l'éclampsie puerpérale. (Th. Paris, 1879).

Tucoulat. — Thèse 1879.

SERMENT

En présence des Maîtres de cette École, de mes chers con-
disciples et devant l'effigie d'Hippocrate, je promets et je
jure, au nom de l'Être suprême, d'être fidèle aux lois de
l'honneur et de la probité dans l'exercice de la Médecine. Je
donnerai mes soins gratuits à l'indigent, et n'exigerai jamais
un salaire au-dessus de mon travail. Admis dans l'intérieur
des maisons, mes yeux ne verront pas ce qui s'y passe ; ma
langue taira les secrets qui me seront confiés, et mon état ne
servira pas à corrompre les mœurs ni à favoriser le crime.
Respectueux et reconnaissant envers mes Maîtres, je rendrai
à leurs enfants l'instruction que j'ai reçue de leurs pères.

Que les hommes m'accordent leur estime si je suis fidèle à
mes promesses ! Que je sois couvert d'opprobre et méprisé de
mes confrères si j'y manque !

VU ET PERMIS D'IMPRIMER :

Montpellier, le 9 novembre 1898.

Pour le Recteur,
Le Vice-Président du conseil de l'Université,

L. VIALLETON.

VU ET APPROUVÉ :

Montpellier, le 9 novembre 1898.

Le Doyen,

L. VIALLETON.

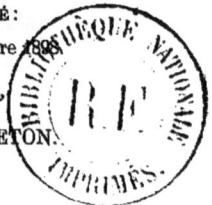